AF341899

COURS D'HYGIÈNE

A LA FACULTÉ DE MÉDECINE

PAR

M. H^{te} ROYER-COLLARD

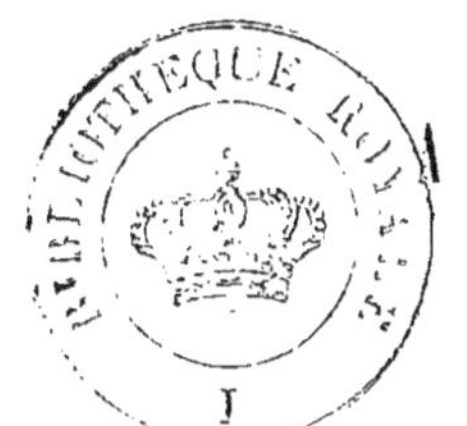

PREMIÈRE LEÇON.

Messieurs,

Commençons par le premier point : Qu'est-ce que l'hygiène? Ce sera le sujet de cette leçon.

Qu'est-ce que l'hygiène? Qui ne le sait? dira-t-on. Il suffit d'avoir appris la langue usuelle de tous, pour connaître le sens grammatical, étymologique, du mot hygiène, *ugieia*, santé ; *ugieinos, ta ugieina*, les choses de la santé ; *ugieiné*, l'hygiène, c'est-à-dire, dans la signification la plus étendue de ce mot, la conduite, le gouvernement, la direction de la santé. Jusqu'ici, remarquez-le bien, nous ne parlons pas médecine ; nous parlons français purement et simplement.

Mais, Messieurs, une explication plus détaillée et plus complète est ici indispensable. Il ne s'agit pas seulement de traduire une expression par une autre ; nous devons dire en quoi consiste véritablement cette con—

duite, ce gouvernement, cette direction de la santé, dont l'étude constitue une partie spéciale de la médecine ; nous devons dire et faire comprendre quel est le but de cette étude, comment elle se rattache à vos autres études, et par où elle s'en distingue.

Je vous prie, Messieurs, de m'accorder ici toute votre attention ; car de l'idée première que vous allez vous faire de cette partie de la médecine, dépendra le plus ou moins d'importance que vous y attacherez, et, par suite, le plus ou moins de zèle que vous apporterez dans vos travaux.

Il y a, Messieurs, un précepte d'Hippocrate que doit toujours avoir présent à l'esprit tout homme qui enseigne une science, et particulièrement une science compliquée et difficile, comme le sont les différentes sciences médicales. Ce précepte, le voici : *Peri arkaiés iétrikés.* « Suivant moi, celui qui veut discourir sur l'art médical, doit surtout s'attacher à dire des choses connues du vulgaire. Si, parlant de la médecine à ceux qui l'ignorent, il s'écarte de leurs notions, non-seulement il ne les mettra pas dans une disposition d'esprit convenable, mais il s'écartera aussi de la réalité des choses. »

Ce précepte, Messieurs, c'est le bon sens lui-même, et je me fais un devoir de l'observer scrupuleusement. Je vous suppose donc arrivant dans cette enceinte avec ces idées vagues, générales, superficielles, que tout homme possède, quelque étranger qu'il puisse être aux connaissances médicales. C'est de là que je prends mon point de départ, pour vous rendre clair, s'il m'est possible, ce qui est encore confus dans votre intelligence, et pour compléter les idées que vous vous êtes faites d'avance, en les développant à vos yeux dans toutes leurs conséquences.

L'hygiène, disons-nous, c'est la direction, la conduite, le gouvernement de la santé. Ce mot *santé* n'est pas, sans doute, comme nous le verrons bientôt, aussi net, aussi simple qu'il le paraît d'abord ; toutefois, chacun le comprend suffisamment, sans qu'il soit besoin encore d'aucune espèce de commentaire. Poursuivons donc. Puisque l'hygiène est le gouvernement de la santé, on peut dire que tout homme, non-seulement fait de l'hygiène, comme M. Jourdain faisait de la prose, sans le savoir, mais, de plus, a par-devers lui une certaine règle de conduite qui lui est propre, qui est le fruit de son observation et de son raisonnement, et qu'il s'applique à lui-même dans des vues hygiéniques. Il a reconnu que tel régime lui convient, il l'observe avec plus ou moins de régularité ; que tel autre lui est nuisible, il l'évite avec plus ou moins de prudence. Par ces moyens, il a en vue de conserver sa santé.

Cependant, là ne se borne pas son hygiène. Il sait encore que sa santé a quelque chose d'individuel, de personnel : qu'elle n'est pas celle de son enfant, de sa femme, de son voisin, de ceux qui l'environnent. Il distingue donc son propre régime du régime des autres ; il le modifie en raison de l'âge, du sexe, du tempérament, des habitudes, de la profession, du climat ; il tient compte des maladies antérieures, des traces ou des dispositions qu'elles ont laissées dans l'économie. Ici il ajoute, là il retranche. Il remarque que son enfant, par exemple, est d'une constitution faible, délicate, et il se dit : Il faut le fortifier ; il faut développer ses organes, perfectionner l'usage de ses facultés, par une éducation appropriée à ses besoins actuels et futurs. Vous entendez : d'abord, *conserver la santé*, puis *développer, perfectionner l'organisme*.

Il n'y a point d'homme, si borné qu'il soit, si dépourvu d'instruction et même de réflexion, qui n'en agisse ainsi, qui n'ait en lui cette double notion, relativement à l'hygiène ; 1° qu'il faut conserver sa santé ; 2° qu'il faut perfectionner son organisme.

Voilà ce que c'est, en effet, que le *gouvernement de la santé*.

Eh bien ! Messieurs, cette hygiène grossière, cet art si limité de vivre et de conduire sa vie, c'est le fond même de cette hygiène savante, de l'hygiène médicale. Le but est exactement le même pour l'une et pour l'autre. Je vous citerai encore ici Hippocrate (*peri arkaiès iètrikès*) : Celui, dit-il, qui est appelé médecin, qui, de l'aveu de tous, possède un art, semble-t-il avoir suivi une autre route, que celui qui, changeant, à l'origine, le genre de vie sauvage et brutal des hommes, les amena au régime qui est aujourd'hui le nôtre ? Selon moi, la méthode est la même, la découverte est identique. Celle du second a plus de faces, est plus diversifiée, exige plus d'industrie ; mais celle du premier a été le point de départ et a usé des mêmes procédés. » Remarquez-le, en effet, Messieurs, les études les plus compliquées auxquelles puisse se livrer l'esprit humain n'ont jamais rien que de parfaitement simple et clair dans leur origine. Un art est l'application des connaissances acquises à un but pratique. Si ces connaissances ne sont pas l'expérience répétée, il est *empirique*. Si l'expérience est raisonnée, et surtout fondée par des principes généraux, l'art prend un caractère plus élevé, et devient *scientifique*. L'art précède nécessairement la science, et l'art lui-même n'est et ne peut être que l'exercice naturel des facultés qui appartiennent à notre espèce. « L'art, dix excellemment Bacon, c'est l'homme ajouté à la nature. » On peut donc dire que toute science a commencé, sous la forme d'un art empirique, avec l'humanité elle-même sur la terre.

Vous voyez maintenant que nous sommes arrivés sans effort, et, comme je vous l'avais dit, sans autre secours que le bon sens, à expliquer d'une manière parfaitement claire et accessible à tous les esprits quel est le but que se propose essentiellement l'hygiène : conserver la santé, perfectionner l'organisme. Il ne suffit pas que toutes les précautions soient prises pour écarter du corps humain les influences nuisibles qui amènent le trouble dans les fonctions vitales ; il faut, en outre, qu'une éducation sagement dirigée développe en lui, fortifie, perfectionne tous les instruments de la vie, les dispose de la manière la plus avantageuse pour leur destination générale et spéciale. Un homme étant donné, il faut que l'hygiène tire de lui tout le parti qu'on en peut tirer, qu'elle fasse servir toutes les facultés, toutes les aptitudes dont il est doué, à l'amélioration des conditions de son existence, soit individuelle, soit collective. En un mot, l'hygiène doit comprendre dans son travail, non-seulement la conservation de la santé, mais aussi la culture de l'homme, c'est-à-dire de l'homme physique, et j'ajoute, de l'homme moral et intellectuel dans ses rapports avec l'homme physique.

Cela posé, je résumerai tout ce que je viens de dire en essayant, d'après ces vues, de vous donner une définition de l'hygiène. L'hygiène, dirai-je, est cette partie de la médecine qui nous apprend à régler la vie de l'homme, de manière à assurer le libre exercice de toutes ses fonctions et le développement complet de toutes ses facultés.

Je passe, maintenant, Messieurs, à une autre considération. Après vous avoir expliqué quel est le but propre de l'hygiène, j'ai à vous montrer quelle place elle occupe dans l'ordre des études médicales, comment elle se rattache aux autres branches de la médecine, et à quel point de vue général vous devez vous placer d'abord pour aborder avec connaissance de cause cette étude nouvelle que vous allez entreprendre.

La médecine, considérée dans son ensemble, se propose un double objet. Elle cherche à découvrir, 1° les lois qui président aux phénomènes organiques, soit dans la santé, soit dans la maladie; 2° les moyens de maintenir ou de rétablir l'ordre dans les fonctions de l'économie vivante.

Vous le voyez, deux choses : les *lois*, et les *moyens ;* par conséquent deux choses aussi dans la médecine, une *science* et un *art*.

La science de la médecine se résume tout entière dans un seul mot, la *physiologie*. Qu'est-ce, en effet, que la pathologie, sinon la physiologie du corps malade? La physiologie est la raison de la médecine ; non pas cette physiologie purement descriptive qui ne voit des faits que la surface, et des phénomène que l'écorce, mais la physiologie qui compare, qui raisonne, qui va au fond des choses, qui étudie, en même temps que les effets, les causes de la vie, c'est-à-dire les rapports intimes et continuels du corps vivant avec tous les agents modificateurs qui l'environnent. Sans la physiologie, il n'y a plus aucune différence entre le médecin et l'empirique ou la garde-malade, qui appliquent, sans pouvoir s'en rendre compte, les données qui leur ont été fournies par la plus grossière expérience. Du reste, la physiologie, ou autrement la science de la médecine, parvient à ses fins comme toutes les sciences, par l'analyse, par la décomposition du sujet qu'elle étudie. *Anatemno*, je coupe, je divise ; *anatome*, dissection, division, anatomie, la décomposition, l'analyse du corps humain, à l'aide du scalpel, des réactifs chimiques, de la pile voltaïque, du microscope. L'anatomie donc, la physique, la chimie, l'histoire naturelle, la botanique, voilà autant de sciences qui rentrent nécessairement dans la science de la médecine, je veux dire dans la physiologie.

Quant à l'art de la médecine, il se partage en deux sections principales, l'hygiène et la thérapeutique ; l'une qui cherche à maintenir la santé parfaite, l'autre qui s'applique à guérir la maladie. L'hygiène, par conséquent, fait partie, en raison du but qu'elle se propose, de l'art de la médecine. Mais comme il n'est en ce monde aucun art, quel que soit son but, qui ne repose nécessairement sur une science, c'est-à-dire sur un ensemble de données recueillies par l'observation, systématiquement rapprochées par le raisonnement, et aboutissant, en dernier résultat, à des conclusions pratiques, l'hygiène aussi, envisagée comme partie essentielle de l'art médical, emprunte à la physiologie les connaissances scientifiques qui peuvent seules éclairer sa marche et donner à ses préceptes l'autorité de la raison. L'hygiène donc, comme la médecine elle-même, est à la fois une science et un art. Elle se compose, en même temps, d'observation et de pratique. En tant que science, elle étudie les lois, les conditions de la santé ; et, comme art, elle trace des règles, elle enseigne des moyens, elle dicte des préceptes. Ce que fait pour lui-même un homme avec ses observations personnelles, avec son expérience bornée et incertaine, elle le fait avec les observations infinies et l'expérience accumulée de tous les siècles ; elle le fait, non pas à l'aventure, à travers mille tâtonnements et hésitations, mais en s'appuyant sur des données positives, et en mettant à contribution les lumières des plus grands esprits qui aient honoré l'humanité.

Il vous suffira sans doute de ces considérations, pour vous faire une idée nette des rapports intimes qui existent entre l'hygiène et les autres sections de la médecine. Vous devez comprendre, d'après ce qui précède, que l'hygiène, étudiée comme science, ne saurait être autre chose qu'un mode d'emploi particulier des connaissances que vous avez déjà recueillies pendant les premières années de vos études. Comment pourrait-elle se passer de la physiologie, et par conséquent de l'anatomie qui en est la base ? elle n'est elle-même que de la physiologie. Permettez-moi de vous citer, à ce propos, un passage emprunté à un excellent ouvrage, la traduction d'Hippocrate, par M. Littré : « La physiologie se compose de trois parties essentielles. La première est l'étude du dévelopement de l'être, depuis la fécondation jusqu'à la mort. La seconde est l'étude du mécanisme des fonctions. La troisième est l'étude des effets que l'organisme, en tant que substance vivante, éprouve de toutes les choses avec lesquelles il se trouve en rapport. Ces trois parties ont été inégalement traitées. En général, les modernes ont donné une attention particulière à la seconde. Les recherches anatomiques et les expériences physiologiques ont produit de très-grands résultats, et éclairé le jeu de plusieurs fonctions, qui était resté un mystère pour nos prédécesseurs. La première partie, c'est-à-dire le développement de l'individu, a commencé à être traitée avec tout le soin qu'elle mérite, et elle forme une longue et admirable section du grand ouvrage de **M.** Burdach. Mais la troisième partie n'a pas encore obtenu autant de considération ; elle appartient plus directement à l'hygiène et à la pathologie, et elle a appelé, plus que les autres, l'attention d'Hippocrate et des anciens en général. » (Littré. — *Argument sur le Livre de l'ancienne médecine*, p. 564.)

D'un autre côté, comment l'hygiène apprécierait-elle les agents externes qui modifient la santé, le calorique, la lumière, l'électricité, etc., etc., sans la physique, sans la chimie, sans l'histoire naturelle? Ses relations avec la pathologie ne sont pas moins étroites. Quelle étude, plus que celle de l'hygiène, vous apprendra les causes des maladies, ce qu'on appelle l'étiologie? Il n'y a point d'hygiène sans pathologie; il n'y a point non plus, c'est impossible, de pathologie sans hygiène. Enfin, ne marche-t-elle pas aussi côte à côte de la thérapeutique? N'est-ce pas à elle que cette dernière science emprunte à chaque instant ses méthodes les plus sûres, ses ressources les plus précieuses? L'hygiène, enfin, appelle sans cesse à son secours les sciences même les plus éloignées de la médecine : la géographie, la géologie, la météorologie, l'histoire, l'économie politique, l'agriculture ; elle a besoin de connaître les divers procédés employés dans les arts industriels ; elle puise une foule de documents indispensables dans les collections des actes législatifs et administratifs ; le monde entier est, pour ainsi dire, de son domaine ; car rien de ce qui est humain ne lui est étranger, et l'histoire de l'homme est celle de l'univers.

Il me reste maintenant, Messieurs, pour compléter cette exposition préliminaire, à vous indiquer les principales applications que l'hygiène peut présenter, les diverses faces sous lesquelles nous avons à la considérer ; en un mot, les différentes espèces d'hygiène qui occupent tour à tour l'attention du médecin.

Si nous jetons les yeux sur l'ensemble des êtres de la nature, qu'y voyons-nous ? Une foule innombrable d'individus différents entre eux, dans lesquels une seule et même matière circule sans cesse de l'un à l'autre, se transforme de l'un en l'autre, et nous offre ainsi le spectacle non interrompu d'une éternelle métempsycose. Ces individus ne sont pas seulement différents entre eux ; ils sont plus ou moins simples, plus ou moins complexes. De là des classes, des familles, des ordres ; de là cette grande idée de la chaîne des êtres, dont chaque anneau est invariablement fixé à celui qui le précède et à celui qui le suit : idée déjà ancienne dans la science, et qui, difficile peut-être à démontrer dans quelques-uns de ses détails, n'en est pas moins vraie et incontestable dans sa généralité.

Une autre idée encore, non moins féconde, ressort également de cette étude : c'est que chacun de ces êtres, à quelque point de l'échelle qu'on l'examine, présente toujours, dans son organisation ce caractère essentiel, qu'il renferme en lui, qu'il résume en sa substance toutes les substances et par conséquent toutes les propriétés, toutes les forces, qu'on a pu remarquer dans les êtres qui lui sont inférieurs. A chaque degré de l'échelle, apparaissent de nouvelles formes et de nouveaux modes d'action, qu'on ne trouvait pas plus bas et qu'on retrouvera toujours plus haut ; comme si la nature s'essayait, en quelque façon, d'êtres en êtres, et par des efforts gradués, à produire des organisations de plus en plus parfaites, depuis la matière brute élémentaire, jusqu'à l'homme, qui est le dernier chef-d'œuvre de la création ; comme si, d'une autre part, à chaque pas qu'elle fait vers la perfection, elle voulait repasser, résumer son œuvre, et en ramasser les principaux traits dans chacune de ses nouvelles productions ! L'homme, placé au sommet de cette échelle, contient donc en lui toutes les substances et tous les attributs des êtres inférieurs à lui. On retrouve en lui tout ce qui est en dehors de lui, la même matière, les mêmes forces ; on y trouve de plus un autre arrangement de cette matière, un autre mode d'application de ces forces. Tel est, en somme, le corps humain. Tout se tient, tout s'enchaîne, dans ce concert de la vie universelle. Les faits appellent les faits ; les êtres appellent les êtres ; chacun d'eux emprunte aux autres quelques-unes des conditions de son existence. De telle sorte qu'il semble au physiologiste, lorsqu'il a décomposé par l'analyse cet immense et harmonieux ouvrage, que toutes les parties de la création ne soient en quelque façon que des éléments diffus, des organes épars du corps humain ; véritable microcosme, comme disaient les anciens, résumé merveilleux de toutes les puissances de la nature !

Quelles conséquences cependant pouvons-nous tirer de ces grandes vues, relativement au but que l'hygiène se propose dans ses études ? Une conséquence bien importante : c'est que l'hygiène, telle que nous la concevons, bien qu'elle s'applique à l'homme exclusivement, ne peut arriver à des notions certaines et positives qu'autant qu'elle soumet à ses observations tous les différents êtres de la nature, qu'autant qu'elle les étudie comparativement les uns aux autres, en ce qu'ils offrent de commun, dans leur structure et dans leurs propriétés, avec la structure et les propriétés du corps humain; d'où il suit, et c'est là que j'en voulais venir, qu'il existe nécessairement une *hygiène comparée*, comme il existe une anatomie comparée, une physiologie, une pathologie comparées.

Cependant, Messieurs, est-ce là tout l'homme? avons-nous tenu compte jusqu'ici de tous les caractères qui lui appartiennent et le distinguent? Non, évidemment; nous n'avons envisagé que le corps humain, que la matière humaine. Il y a autre chose dans l'homme; il y a en lui, aucune philosophie ne saurait le nier, ce qu'aucun être ne possède comme lui, une force active, libre, qui sans doute a sa racine dans l'instinct, mais qui n'est point l'instinct; il y a l'intelligence et la volonté. Soumis à l'univers extérieur par son organisation physique, l'homme réagit partout et se défend par sa force intellectuelle et morale; il vit là où les autres périssent; il résiste là où ils obéissent; il est toujours ce *roseau pensant* qui plie sous le vent du ciel, mais dont le libre effort peut encore conjurer l'orage. Regardez autour de vous.

Voyez les lis des champs, comme ils croissent; voyez tous les végétaux, tous les animaux, comme ils s'accommodent aux circonstances environnantes! Chacun d'eux prend naissance dans le lieu le mieux approprié à son développement; la nourriture leur est apportée toute faite; ni la rosée ne leur manque, ni la chaleur dont ils ont besoin, ni les retraites qui doivent les protéger; et, chose admirable! plus l'être vivant occupe un degré inférieur dans l'échelle, plus éclate autour de lui cette attention inquiète de la nature, qui semble occupée sans cesse à lui ménager des moyens de conservation qu'il ne saurait se procurer lui-même. Parfois on dirait qu'il prévoit, qu'il combine, qu'il produit lui-même ses propres ressources; mais toutes ces prétendues actions ne sont en lui que des phénomènes passifs et involontaires; autre chose que lui agit en lui; ce n'est que de la physiologie. Le chien, le loup, l'oiseau, sécrètent, avec les liquides de la peau, les poils ou les plumes qui la recouvrent; le ver sécrète cette enveloppe de soie qui doit abriter le sommeil de la chrysalide. L'homme, au contraire, est nu, désarmé; il est plus faible que les animaux qui l'attaquent; mais son intelligence et sa volonté suppléent à tout. Il se fait des vêtements, des habitations. Il change la nature entière, et la refait pour ainsi dire à son usage. Ce qui était de la physiologie chez les autres s'élève chez lui jusqu'à l'hygiène, et cette hygiène est en lui, elle est à lui, elle est le résultat de son activité libre et indépendante. La Providence, qui a compté sur lui, lui a laissé le soin et la responsabilité de sa propre conservation. Par conséquent, Messieurs, de même que, tout à l'heure, en comparant l'homme, sujet de l'hygiène, avec les autres êtres de la nature, nous établissions la nécessité d'une hygiène comparée ; de même, nous voilà maintenant conduits inévitablement, par suite de cette même comparaison, à distinguer aussi une *hygiène intellectuelle et morale*, essentiellement propre à l'espèce humaine, et destinée à intervenir sans cesse dans l'hygiène purement physique et corporelle de l'homme.

De cette considération si importante, il en résulte une autre qui doit surtout frapper votre esprit. Les facultés spéciales qui appartiennent à l'homme, et qui jouent un si grand rôle dans son existence, établissent nécessairement entre lui et ses semblables un double commerce d'affection et d'intelligence ; de là les différentes collections d'hommes, la famille, la maison, l'atelier, la ville, la nation, les institutions, enfin, dont celle-ci se compose, et qui, sous le point de vue qui nous occupe, peuvent être rapportées à trois chefs principaux : institutions industrielles, politiques et religieuses. Toute réunion ou collection d'individus forme un corps, une sorte d'unité vivante, laquelle a son hygiène, comme chaque individu a la sienne. C'est là ce qu'on est convenu de nommer l'*hygiène publique*.

Dans l'histoire hygiénique des institutions industrielles, viennent se ranger naturellement toutes les professions. L'hygiène s'occupe des professions sous un double rapport ; 1° elle recherche quelle influence peut exercer sur la santé de ceux qui s'y livrent, leur mode d'existence tout artificiel, l'atmosphère dans laquelle ils vivent, le contact des divers objets, l'ordre, la mesure, le choix de leur alimentation, les exercices auxquels ils sont astreints, la durée de leur travail, le repos auquel ils se condamnent, etc. ; 2° elle étudie le résultat que peut avoir pour la santé publique le développement même de leur industrie, les gaz, les poussières, les eaux qui proviennent de telle ou telle fabrique, les matériaux ou préparations qui en sortent, et qui servent à la consommation générale. Dans toutes ces questions, l'hygiène publique n'est véritablement qu'une extension et une application, qu'une face particulière de l'hygiène privée. Une pratique quelconque est-elle inventée dans une industrie? les conditions hygiéniques changent aussitôt. Et combien ces changements ne sont-ils pas fréquents de nos jours, au milieu de ce mouvement rapide de toutes les industries, à peine nées d'hier, et déjà renouvelant la face du monde, grâce à l'intervention des sciences physiques et chimiques dans leurs procédés! On a trouvé, par exemple, le moyen de dorer les métaux sans mercure, à l'aide de la galvanoplastie, et dès lors ont disparu, parmi les doreurs, les maladies qui résultaient pour eux de l'intoxication mercurielle. Presque tous les métaux usuels ou leurs alliages contiennent une certaine proportion d'arsenic. Le platine, entre autres, ne pouvait être extrait ou fabriqué qu'à la condition de le séparer de ses combinaisons avec l'arsenic et le phosphore, qui, en se volatilisant, agissaient d'une manière funeste sur la santé des ouvriers. M. Wollarton, en substituant à ce procédé désastreux le traitement par la voie humide, a mis un terme à ces graves dangers. Dans les fabriques à aiguiser les aiguilles, la poussière d'acier qui se détache par le remoulage, s'introduisait dans les voies respiratoires, et produisait chez les rémouleurs une espèce particulière de phthisie pulmonaire. A peine quelques-uns d'entre eux atteignaient l'âge de quarante ans. On a recouvert leur figure avec des masques de fil d'acier magnétisé, et l'air, tamisé à travers ce treillage, s'est trouvé ainsi dépouillé des molécules pernicieuses. Combien d'autres faits semblables pourraient être cités, qui attesteraient la haute importance, ou plutôt l'indispensable nécessité des études hygiéniques, relativement à l'exercice des diverses professions industrielles !

Une autre division de l'hygiène publique se rapporte aux institutions politiques. D'une part, tout ce qui tient au gouvernement des nations; de l'autre, l'administration dans tous ses détails.

Comparez entre elles les diverses formes de gouvernement : monarchie absolue ou tempérée par des lois fondamentales, aristocratie, démocratie, servage, esclavage ; quelle différence dans la condition des hommes! Combien la santé publique en est modifiée! Il suffit, pour s'en convaincre, de consulter les tables de mortalité de notre pays, et de voir quels changements elles ont subis depuis 1789.

Avant la révolution, le nombre des décès était de 1 sur 30 ; il est aujourd'hui de 1 sur 45. La vie probable, à Paris, est de 26 ans, et la vie moyenne d'environ 34. Assurément, une foule de causes ont contribué simultanément à produire un tel résultat ; mais ces causes elles-mêmes, on n'en peut douter, sont intimement liées à ce renouvellement universel qui a fait descendre jusque dans les profondeurs de la société les lumières et les bienfaits de la civilisation.

Je ne puis ici qu'indiquer en passant quelques-unes des principales questions relatives aux grandes institutions politiques, et qui sont plus ou moins du ressort de l'hygiène publique : ainsi, la guerre, la marine, les entreprises de colonisation. Comment ne pas sentir tout l'intérêt que présentent de semblables études, quand on voit ce qui se passe dans notre expédition de l'Algérie ? Sur 100,000 hommes qui ont péri en Afrique, combien peu sous le fer de l'ennemi ! Tout le reste a succombé aux maladies, à la fatigue, aux privations. S'il est vrai, comme on nous l'assure, que la mortalité, qui était, il y a quelques années, de 75 sur 1,000 dans l'armée d'Afrique, ne soit plus aujourd'hui que de 64 ; s'il est vrai que, dans le service militaire de la marine et des colonies, le chiffre de la mortalité soit descendu, de 130 sur 1,000, à 70 seulement par an, cette réduction, toujours croissante, à quoi faut-il l'attribuer, si ce n'est à l'amélioration des conditions hygiéniques dans lesquelles nos soldats se trouvent placés ? Plusieurs d'entre vous, sans doute, seront appelés à vivre au milieu d'eux et à leur prodiguer tous les secours de la médecine ; quelle science plus digne que l'hygiène d'occuper leur attention, et quelle étude plus profitable ? Je vous rappellerai enfin cette grave et difficile question des quarantaines, si débattue en ce moment, et dont la solution exercera tant d'influence sur les relations de tous genres qui peuvent exister entre les peuples.

Dans l'ordre administratif, les sujets de discussion et de recherche s'offrent aussi pour nous presqu'à l'infini. La police générale des villes, c'est-à-dire les soins de propreté, d'éclairage, la surveillance des halles et marchés, la vente des comestibles, les falsifications et sophistications des aliments et des boissons, les inhumations ; la construction des rues, des places, des habitations, des égouts, des canaux ; les établissements publics, les prisons, les hôpitaux, les hospices, les salles d'asile, les mai-

sons d'aliénés, les secours de la charité, les dépôts de mendicité, la pro-
stitution ; les institutions d'éducation publique, les écoles de sourds-
muets, d'aveugles, etc. : tout cela est du ressort de l'hygiène publique.
C'est elle qui prévient les épidémies ou réprime leur progrès, au moyen
des diverses mesures dont se compose la police sanitaire ; c'est elle encore
qui organise partout le service des vaccinations gratuites, et s'oppose
ainsi au développement d'une affection terrible qui moissonnait les popu-
lations. Que de services ne rend-elle point partout à l'humanité ! Et cependant il lui reste tant à faire !

Reste enfin la dernière section de l'hygiène publique, celle qui s'occupe particulièrement des institutions religieuses et de leurs rapports
avec la santé des hommes. Il est facile de concevoir comment l'idée religieuse, cette idée si puissante, qui saisit l'homme à son berceau, qui se
mêle à sa vie entière et le suit jusqu'au tombeau, exerce, par cela même,
un si grand empire sur son physique comme sur son moral. De même,
les institutions religieuses pour les collections d'individus. Je pourrais
ici accumuler les exemples. Il me suffira de vous rappeler quelle a été
l'influence prodigieuse du christianisme sur les sociétés humaines. Il fau-
drait fermer les yeux à l'évidence pour ne pas reconnaître que c'est la
religion chrétienne qui, la première, a aboli l'esclavage, relevé l'humanité dégradée, constitué véritablement la famille, couvert le monde
entier d'établissements charitables, et fondé partout, en fait comme en
doctrine, ce que la politique n'a jamais fondé qu'en paroles, c'est-à-dire
la liberté, l'égalité et la fraternité parmi les hommes. A côté de ces bienfaits, l'hygiène étudie encore les abus qu'a mêlés aux religions l'esprit
humain, avec ses passions intéressées ou ses exagérations souvent dange-
reuses. A l'influence religieuse se rattache l'histoire hygiénique du ma-
riage et du célibat, de la vie monastique, des jeûnes et macérations que
l'homme s'est imposés dans des vues toutes spirituelles. Cette influence,
enfin, des institutions religieuses se reflète dans toutes les autres institutions sociales, et s'ajoute, comme cause hygiénique, à toutes celles que
nous avons déjà indiquées.

Telle est, Messieurs, l'hygiène publique, avec ses principales divisions :
science toute nouvelle et qui est presque encore à créer. Ce sera l'hon-
neur de notre époque, d'avoir compris, d'avoir proclamé la nécessité de

telles études, et de les avoir fait rentrer dans l'enseignement public de la médecine.

Je terminerai en vous proposant une dernière application de l'hygiène, bien digne assurément des méditations des hommes sérieux et éclairés, et qui doit aussi rentrer, jusqu'à un certain point, dans nos études.

De même que chaque collection d'individus peut être considérée comme formant un corps et ayant, par conséquent, son hygiène spéciale, de même l'humanité tout entière, envisagée dans son ensemble, représente aussi, en quelque sorte, un seul et même homme, qui vit, croît, avance toujours, et parcourt lentement et successivement, dans la série des siècles, les différentes phases d'un développement continuel et progressif. Cette idée, expliquée surtout vers la fin du dernier siècle, par Herder, et commentée de nos jours par plusieurs écrivains, n'est cependant pas nouvelle. Voici ce que dit Pascal : « Non-seulement chacun des hommes s'avance de jour en jour dans les sciences, mais tous les hommes ensemble y font un continuel progrès, à mesure que l'univers vieillit, parce que la même chose arrive dans la succession des hommes que dans les âges différents d'un particulier. De sorte que toute la suite des hommes, dans le cours de tant de siècles, doit être considérée comme un même homme qui subsiste toujours et qui apprend continuellement. » L'humanité, c'est-à-dire l'espèce humaine, le genre humain, a donc, comme chaque homme en particulier, ses âges divers, ses besoins divers, ses conditions d'existence diverses. Elle passe graduellement de la vie sauvage, nomade, pastorale, à la vie commune et réglée des sociétés anciennes et modernes. Dans chacun de ces états, son hygiène varie d'une manière notable. Partie d'abord d'un point central, l'espèce humaine se répand, comme les fleuves des montagnes, dans toutes les parties du globe, s'emparant peu à peu des trois règnes de la nature, changeant partout la face de la terre, et changeant ainsi, en même temps, son genre de vie.

C'est ici qu'on apprend à se rendre compte de ces relations si importantes qui existent sans cesse entre l'homme et le milieu qu'il habite : comment l'un réagit sur l'autre et le modifie ; comment certaines maladies se montrent ou disparaissent avec la civilisation ; comment le théâtre de la vie humaine va se déplaçant toujours : hier l'Asie, aujourd'hui l'Europe, déjà l'Amérique, demain l'Australie, l'Océanie, et qui sait ce que l'avenir cache encore dans ses profondeurs? Cette face de l'hygiène, que j'appellerai, si l'on veut, *l'hygiène sociale, l'hygiène de l'espèce humaine*, n'est pas seulement d'un haut intérêt pour l'historien, le géographe, le philosophe ; elle jette encore une grande clarté sur différents points de l'hygiène privée, de l'hygiène proprement dite. Ainsi, nous avons vu, pendant le xviiie siècle, d'éloquents sophistes vanter les bienfaits de la vie sauvage et déclamer contre la civilisation, source unique de tous nos maux. D'après ces théories, l'éducation de l'enfance et l'hygiène tout entière devaient être refaites à neuf. Vaines illusions, que la connaissance exacte des faits a convaincues de mensonge et je dirai même d'absurdité ! Le danger de pareilles doctrines a été pleinement démontré, et le bon sens a repris ses droits, appuyé désormais sur l'observation et l'expérience.

En résumé, vous le voyez, Messieurs, hygiène privée, hygiène comparée, hygiène intellectuelle et morale, hygiène publique, hygiène sociale, telles sont les différentes phases de cette étude, dont je vous ai fait connaître plus haut le but, la nature propre, et les rapports avec les autres parties de la médecine. Vous êtes maintenant en mesure d'apprécier son étendue et sa haute importance.

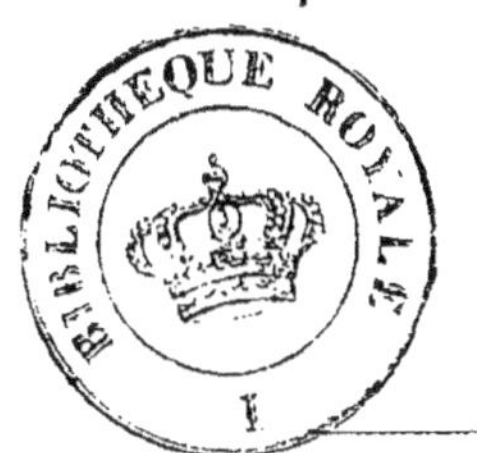

Paris. — Typ. LACRAMPE et comp., rue Damiette, 2.

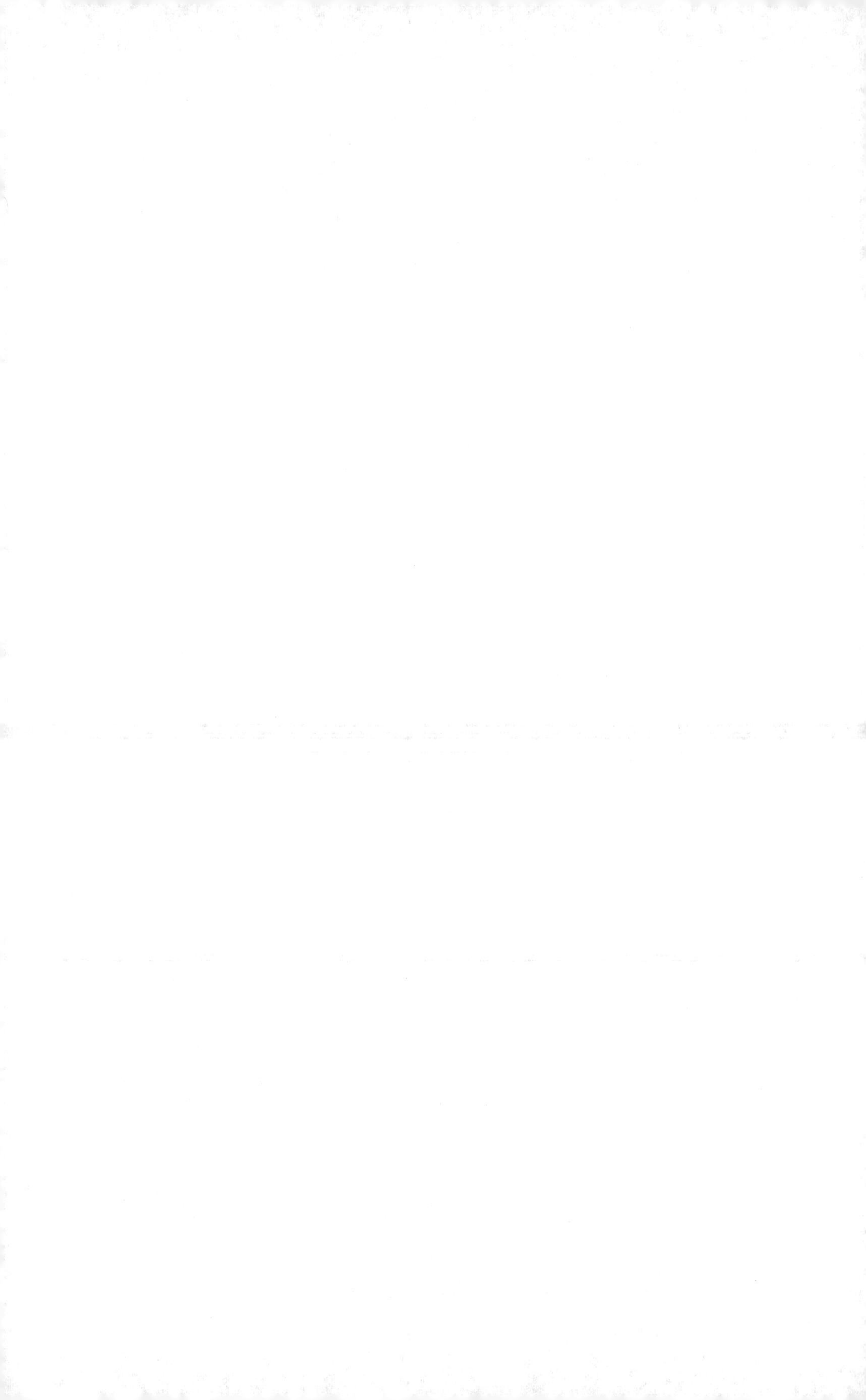